Mohd Asif Khan
Himanshu Gupta
Huma Noor

Um remédio à base de plantas para as perturbações psiquiátricas

Mohd Asif Khan
Himanshu Gupta
Huma Noor

Um remédio à base de plantas para as perturbações psiquiátricas

ScienciaScripts

Imprint
Any brand names and product names mentioned in this book are subject to trademark, brand or patent protection and are trademarks or registered trademarks of their respective holders. The use of brand names, product names, common names, trade names, product descriptions etc. even without a particular marking in this work is in no way to be construed to mean that such names may be regarded as unrestricted in respect of trademark and brand protection legislation and could thus be used by anyone.

Cover image: www.ingimage.com

This book is a translation from the original published under ISBN 978-3-659-16135-3.

Publisher:
Sciencia Scripts
is a trademark of
Dodo Books Indian Ocean Ltd. and OmniScriptum S.R.L publishing group

120 High Road, East Finchley, London, N2 9ED, United Kingdom
Str. Armeneasca 28/1, office 1, Chisinau MD-2012, Republic of Moldova, Europe
Managing Directors: Ieva Konstantinova, Victoria Ursu
info@omniscriptum.com

Printed at: see last page
ISBN: 978-620-8-59320-9

ÍNDICE DE CONTEÚDOS

RASTREIO FARMACOLÓGICO DO POTENCIAL ANSIOLÍTICO E ANTIDEPRESSIVO DE UM EXTRACTO HIDROALCOÓLICO DE FOLHAS DE *AZADIRACHTA INDICA* (NEEM) EM RATOS ALBINOS

RESUMO

As preparações à base de plantas de muitas plantas/ervas têm sido amplamente utilizadas desde tempos antigos para prevenir e tratar várias doenças humanas. *Azadirachta indica*, vulgarmente conhecida como margosa ou árvore de neem (família Meliaceae), é uma árvore versátil e cultivada, originária da Índia. Em 1992, a Academia Nacional de Ciências dos EUA publicou um relatório intitulado "Neem - A Tree for Solving Global Problems" (Neem - Uma árvore para resolver problemas globais). Na Índia, o neem ainda é considerado um "remédio de aldeia". Duas espécies de *azadirachta* já foram objeto de investigação. *A Azadirachta* indica, originária do subcontinente indiano, e *a Azadirachta excelsa* Kack, que se encontra na Indonésia e nas Filipinas.

Um grande número de compostos farmacologicamente activos foi isolado de diferentes partes da árvore de neem, incluindo a azadiractina, a meliacina, a gedunina, a salanina, a nimbina, a valassina e numerosos outros compostos derivados destes componentes principais. Estudos anteriores demonstraram que o neem tem muitas propriedades tradicionais e terapêuticas, incluindo antipruriginosas, leprosas, anti-inflamatórias, insecticidas, cicatrizantes, espermicidas, antidiabéticas, analgésicas, etc.

A patente do neem começou em 1979 no CSIR, com o objetivo de isolar as substâncias activas do óleo de neem. As numerosas plantações de árvores de neem combatem a desflorestação, a desertificação e a erosão dos solos, e reduzem o aquecimento global excessivo. Na Conferência Mundial do Neem, em 2002, o neem foi promovido como planta industrial.

Esta panorâmica abrange uma vasta gama de possibilidades clássicas e farmacológicas, patentes, a importância ecológica e industrial de diferentes extractos e a avaliação da segurança de diferentes componentes químicos e produtos comercializados.

Objectivos

O objetivo deste estudo foi examinar o potencial ansiolítico e antidepressivo de um extrato hidroalcoólico de folhas de neem (*A. indica*) em ratos albinos. Um extrato alcoólico de *folhas de A. indica* foi administrado aos ratos uma vez por dia durante 15 dias.

Métodos

Para determinar o potencial ansiolítico e antidepressivo do neem, utilizámos modelos do labirinto em zero aumentado, o teste da arena clara e escura, o teste do nado forçado e a atividade motora (actofotómetro).

Resultados

As folhas de Neem *(A. indica)* em ambas as doses (100 e 200 mg/kg) mostraram efeitos ansiolíticos e antidepressivos estatisticamente significativos em todos os parâmetros observados, em comparação com os grupos de controlo e padrão (cloridrato de fluoxetina).

Conclusão

Em resumo, após uma administração uma vez por dia durante 15 dias, o extrato hidroalcoólico das folhas de *A. indica* numa dose mais baixa (100 mg/kg) mostrou o efeito ansiolítico e antidepressivo mais significativo, em comparação com a dose mais elevada (200 mg/kg).

Palavras chave: *A. indica,* NSO & TT, *p. o.* e cloridrato de fluoxetina.

Remédio à base de plantas para perturbações mentais

INTRODUÇÃO

As preparações à base de plantas têm um grande potencial terapêutico e um enorme potencial de crescimento a nível mundial. As preparações à base de plantas derivadas de plantas e ervas são amplamente utilizadas para o tratamento de várias doenças humanas. A Azadirachta indica *(A. indica)*, vulgarmente conhecida como neem (família Meliaceae), é a planta tradicional mais útil. Possui mais produtos não lenhosos (folhas, casca, flores, frutos, sementes, goma, óleo e bolo de neem) e produtos lenhosos (raízes e tronco) do que outras espécies. É a árvore mais estudada do mundo e é considerada a árvore mais promissora do século XXI[1]. 1] O neem é uma árvore sagrada de folha perene utilizada pela comunidade hindu em vários rituais, cerimónias e celebrações do Ano Novo[2]. [2] Na Índia, o neem é uma das árvores medicinais mais versáteis, e todas as partes da árvore têm sido utilizadas desde a antiguidade como um remédio clássico para várias doenças humanas. O neem é uma árvore tropical versátil com um potencial imenso. Em 1992, a Academia Nacional de Ciências dos EUA publicou um relatório intitulado "Neem - A Tree to Solve Global Problems" (Neem - Uma árvore para resolver problemas globais). Na Índia, o neem ainda é considerado um "remédio de aldeia". No entanto, verifica-se que, com mais investigação, o neem é amplamente utilizado na medicina homeopática, unani e ayurvédica, tornando-se um guia para a medicina moderna. [3]

Considerada uma das árvores medicinais mais promissoras, possui uma vasta gama de actividades farmacológicas. O Neem (*A. indica) é* uma árvore de grande porte, com cerca de 25 m de altura, com um tronco semi-rectos ou reto, uma circunferência de 3 m e ramos espalmados que formam uma enorme copa. Cresce bem em temperaturas que variam de 0°C a 49°C. A árvore de neem começa geralmente a dar frutos após 3 a 5 anos. A planta pode viver até dois séculos. A árvore tolera uma grande variedade de alterações topográficas, edáficas e climáticas. Cresce bem em solos secos e rochosos e mesmo em solos duros e calcários a pouca profundidade. O intervalo de precipitação de 450 a

1200 mm é ótimo para o crescimento natural da árvore de neem e também cresce com uma precipitação de 150 a 250 mm. Não sobrevive em zonas húmidas ou em solos muito lixiviados. Cresce bem com um pH entre 4 e 10. Devido ao seu processo particular de produção de cálcio, tem uma boa capacidade de neutralizar os solos ácidos. [4] As folhas *(A. indica)* são compostas, ímpares e têm 5-15 folíolos. A planta é constituída por numerosas inflorescências em forma de vassoura, frequentemente localizadas nas axilas das folhas. Os frutos são elipsoides, sem pêlos, amarelos e com 12-20 mm de comprimento. Os frutos são verdes, mas tornam-se amarelos quando maduros e libertam um odor aromático semelhante ao do alho. Após o outono, em março-abril, surgem novas folhas e flores. Os frutos amadurecem entre abril e agosto, consoante a localização da árvore. [5]

Foram já estudadas duas espécies de *Azadirachta. A Azadirachta indica*, originária do subcontinente indiano, e *a Azadirachta excelsa* Kack, que se encontra disseminada na Indonésia e nas Filipinas[6]. [A primeira é cultivada como árvore florestal em muitos países, incluindo a Índia, o Bangladesh, a Birmânia, o Paquistão, o Sri Lanka, a Malásia, a Tailândia e a Indonésia. Atualmente, as árvores de neem crescem em cerca de 72 países em todo o mundo, na Ásia, África, Austrália, América do Norte, Central e do Sul. [1]

A investigação química de produtos à base de neem começou em meados do século XX. Antes disso, a primeira substância amarga, a nimbina, tinha sido isolada do óleo de nim. Desde então, mais de 135 compostos foram isolados de várias partes da árvore de neem[2]. [2] Numerosos compostos farmacologicamente activos foram isolados de diferentes partes da árvore de neem, incluindo a azadiractina, a meliacina, a gedunina, a salanina, a nimbina, a valassina e muitos outros compostos derivados destes componentes principais. As sementes contêm ácido tíngico, responsável pelo odor caraterístico do óleo de nim. [6]

A depressão e a ansiedade são as doenças mentais emocionais mais comuns que requerem tratamento médico adequado. Manifestam-se através de agitação, alterações de humor, ataques de pânico, redução da libido, angústia emocional, sentimentos de culpa e ansiedade, etc. Foi demonstrado que cerca de 3 a 5% da população sofre de depressão em algum momento, e estima-se que 10% das pessoas em todo o mundo sofrem de depressão durante a sua vida. [7] As perturbações de ansiedade dividem-se principalmente em 5 classes: perturbação de ansiedade generalizada, perturbação de pânico, perturbação de stress pós-traumático, perturbação de ansiedade social e fobia. [8] A depressão é uma das doenças mentais mais comuns e crónicas. Estima-se que seja duas vezes mais comum nas mulheres do que nos homens. [9]

A depressão é uma perturbação mental muito difundida em todo o mundo. [A depressão é uma perturbação grave do humor que afecta vários milhões de pessoas em todo o mundo. A depressão é causada por uma deficiência funcional dos neurotransmissores serotonina, dopamina e inibidores da monoamina oxidase (MOA) no cérebro. Consequentemente, os medicamentos que aumentam o nível destes neurotransmissores no SNC têm potencial antidepressivo, pelo que o diagnóstico clínico da depressão está ligado ao humor deprimido e à felicidade. 11, 12] Os MOAA, os inibidores selectivos da recaptação da serotonina (SSRI), os barbitúricos, as benzodiazepinas (BZD) e os antidepressivos tricíclicos (TCA), como o diazepam, o alprazolam, a buspirona, a fenalzina, a imipramina, a venlafaxina e a paroxetina, são utilizados há muito tempo no tratamento das perturbações ansiosas e depressivas[13]. Os SSRI actuam por modulação alostérica negativa do transportador de serotonina[14]. [14] Os TCA e os IMAO actuam por bloqueio serotoninérgico/noradrenérgico ou ambos, mas os TCA também inibem os receptores histamínicos, colinérgicos e alfa-1-adrenérgicos, causando uma série de efeitos secundários, como tonturas, obstipação, boca seca e aumento de peso. [15] Muitos remédios à base de plantas têm sido utilizados desde a antiguidade para tratar a depressão e a ansiedade, como o *Hypericum perforatum Linn* (hiperição), *Passiflora incarnate L.* (alperce selvagem), *Lavandula angustifolia* (alfazema), *Bacopa monnieri L.*, *Coriandrum sativum L.* e *Ginkgo bilober L.* [8,

16].

Recentemente, a atividade ansiolítica aguda de um extrato aquoso de folhas de nim foi estudada em ratos albinos utilizando o labirinto em cruz elevado, o labirinto em cruz elevado e o modelo da arena claro-escuro, e comparada com os padrões de buspirona e diazepam. [17, 18]

No entanto, o efeito ansiolítico e antidepressivo do tratamento a longo prazo com o extrato de folhas de nim ainda não foi estudado. O objetivo deste estudo foi determinar o potencial ansiolítico e antidepressivo do tratamento a longo prazo com um extrato hidroalcoólico de folhas de nim *(A. indica)* em ratos albinos e compará-lo com o grupo de controlo e o grupo padrão de cloridrato de fluoxetina (SSRI).

Sinónimos: [1, 5] *Inglês*: Indian lilac, Margosa tree, Neem tree. *Em persa*: Azad- Darakth E Hind. *Em Hindi/Urdu*: Neem ou Nim. *Em árabe*: Neeb. *Bengali*: Neem, Nimgachh. Em *gujarati*: Danujhada, Limbado, Limra, Limdo. *Sânscrito*: Arista, Nimba, Nimbah, Pikumarda. *Kannada*: Bemu, Bevinamara, Bimu, Kaibevu. *Punjabi*: Kakam, Drekh, Neem.

Utilização tradicional do neem

Há séculos que várias partes da árvore de neem são utilizadas na medicina tradicional ayurvédica na Índia. As propriedades medicinais eram principalmente representadas pelos frutos, folhas e casca. Eram utilizadas para tratar muitas doenças, como a lepra, úlceras cutâneas, vermes intestinais, analgésicos, tosse, asma, anelídeos, etc. [3]

O Neem é tradicionalmente utilizado para tratar a febre do dengue e o vírus do herpes genital. O extrato de folhas de neem é utilizado desde a antiguidade para combater as doenças sexualmente transmissíveis (DST). Um creme à base de neem é utilizado como lubrificante vaginal para tratar infecções vaginais causadas por vários organismos, como Candida, Trichomonas e Giardinella vaginalis [19].

Tabela N. 1: Diferentes extractos de neem com diferentes potenciais farmacológicos

S. N.	Various extracts of neem	Pharmacological Potential	Reference
1.	Methanolic extract of Neem leaf, stem, bark and seed	Antimalarial	20
2.	Hexane extract of Neem seed	Anti-fertility	25
3.	Aqueous, ethanolic, methanolic & ethyl acetate leaf extracts	Antifungal	26, 27
4.	Aqueous & ethanolic leaf extracts	Anti-gastric ulcer	28
5.	Ethanolic & methanolic leaf extracts	Antibacterial	30
6.	Hydro alcoholic macerate, absolute alcohol & hydro alcoholic leaf extracts	Skin renewal effect	36
7.	Ethanolic root extract	Antioxidant	39
8.	Methanolic leaves extract	Anti-snake venom	40
9.	Ethanolic & methanolic leaf extracts	Wound healing	41, 42
10	Acetone, chloroform & ethanolic extracts of leaf, root, seed and bark	Larvicidal	43
11	Acetone extract of neem seed	Insecticidal	48
12	Aqueous leaves extract	Anxiolytic	50

Quadro N. 2: Diferentes componentes químicos e potencial farmacológico do neem

S. N.	Source	Active constituents	Pharmacological Potential	Reference
1.	Seed Oil	Azadirachtin	Antimalarial	20
2.	-	Sodium Nimbidate	Anti-inflammatory	21, 22
3.	Seed Oil	Nimbidin	Anti-inflammatory Antipyretic Antidiabetic Anti-fertility Antifungal Anti-gastric ulcer Antibacterial.	21, 22 22 23, 24 25 26, 27 28 29, 30
4.	Seed Oil	Nimbin	Anti-fertility	25
5.	Seed Oil	Gedunin	Antimalarial, Antifungal.	20 26, 27

6.	Seed Oil	Nimbolide	Antibacterial	29, 30
7.	Seed Oil	Mahmoodin	Antibacterial Mosquito repellent Analgesic	29, 30 33 32
8.	Bark	Gallic Acid, (-) Epicatechin & Catechin	Anti-inflammatory Immunomodulatory	21, 22 31
9.	Bark	Margolone, Margolonone & Isomorgolonone	Antibacterial	29, 30
10.	Leaf	Cyclic Trisulphide, nimolol & Cyclic Tetrasulphide	Antifungal	26, 27
11.	Leaf	Polysaccharides	Anti-inflammatory Hepatoprotective Analgesic Skin renewal effect Hypolipidemic	21, 22 32 35 36 37, 38
12.	Bark	Polysaccharides G2a & G3a	Anti-inflammatory	21, 22
13.	Bark	NB-2 Peptidoglycan	Immunomodulatory	31
14.	Leaf	-	Alzheimer's disease	44
15.	Leaf	AIPLAI	Anti-snake venom	40
16.	Whole neem extract	-	Anticonvulsant Anti-allergic	46 49
17.	Bark	Silvose T Silvose TRS	Toothpaste Mouth wash	53

Capítulo 1

POTENCIAL FARMACOLÓGICO DO NEEM

Atividade anti-malárica

BC Akin Osanaiye et al. efectuaram um rastreio antimalárico de extractos de nim em ratos albinos infectados com Plasmodium berghei. Os extractos das folhas, da casca do tronco e das sementes da amargoseira foram extraídos com metanol e testados quanto à sua eficácia em ratos albinos infectados com *Plasmodium berghei* utilizando um teste de supressão de um dia [4] e métodos de deteção biológica secundários. Os resultados foram testados no dia 4 e por métodos de deteção biológica secundários. Verificou-se que os extractos da folha de neem e da casca do tronco reduziram a parasitemia em ratos infectados em 51-80% e 56-87% respetivamente. [20] **Efeito anti-inflamatório e antipirético**

Os animais foram divididos em seis grupos, sendo cada grupo constituído por 6 ratos. Grupo I: controlo (0,5 ml de água destilada por rato *p/v*); grupo II: padrão (aspirina 200 mg/kg *p/v*); grupo III: NSO (0,25 ml/kg); grupo IV: NSO (0,5 ml/kg); grupo V: NSO (1 *ml/kg*); grupo VI: NSO (2 *ml/kg*) *p/v*). O edema das patas traseiras dos ratos foi induzido através da injeção de 0,1 ml (suspensão de carragenina a 1%) em solução salina normal na região plantar da pata traseira direita, com a pata traseira esquerda como controlo. O NSO (2 ml/kg) mostrou uma inibição máxima (53,14%) do volume do edema na pata 4 horas após a administração da carragenina. Este facto sugere que o NSO tem um efeito anti-inflamatório significativo [21]. [21] Foi demonstrada a toxicidade oral aguda, o potencial anti-inflamatório e antipirético do extrato de neem (Azadirachta indica). Apresentou um efeito anti-inflamatório significativo (edema da pata traseira em ratos) e um efeito antipirético bastante pronunciado. [22]

Atividade antidiabética

O efeito hipoglicemiante do extrato da casca da raiz de Neem *(A. indica)* (NRE) foi determinado através da administração de glucose 60 minutos após a administração do medicamento padrão, a glibenclamida. O fármaco experimental foi administrado em doses de 200, 400 e 800 mg/kg, e os níveis de glucose no sangue foram medidos de 30 em 30 minutos até 4 horas. A atividade hipoglicemiante foi estudada em ratos diabéticos induzidos por aloxano, aos quais foram administradas doses semelhantes diariamente durante 15 dias. A NRE deu um resultado estatisticamente significativo apenas numa dose de 800 mg/kg. Concluiu-se que a raiz de neem tinha um efeito anti-hiperglicémico e hipoglicémico, mas não tão significativo como a glibenclamida. [23] O neem (*Azadirachta indica*) 250 mg/kg (estudo de dose única) reduziu a glicose (18%), o colesterol (15%), os triglicéridos (32%), a ureia (13%), a creatinina (23%) e os lípidos (15%) após 24 horas de tratamento. No teste de tolerância à glicose, o extrato de neem (250 mg/kg) mostrou que os níveis de açúcar eram menos significativos em comparação com o grupo de controlo. [24]

Efeito anti-fertilidade

Foi demonstrado que o óleo de neem tem um efeito espermicida *in vitro* sobre os espermatozóides de macacos rhesus e de seres humanos. *Estudos in vivo* mostraram que a aplicação intravaginal de óleo de nim antes da relação sexual pode prevenir a gravidez. Um extrato hexanólico de sementes de nim contendo seis componentes activos, administrado *por via oral* a uma concentração de 10%, reduz completamente a gravidez em roedores, sem quaisquer efeitos secundários notáveis. [25]

Atividade antifúngica

A atividade antifúngica do extrato de folhas de Azadirachta indica (neem) foi estudada contra três espécies de fungos, *Aspergillus flavus, Alternaria solani e Cladosporium.* Foram preparadas diferentes concentrações (25%, 50%, 75% e 100%) de extractos etanólicos e metanólicos e testadas em espécies fúngicas utilizando o método de difusão em disco. A atividade antifúngica e a toxicidade do extrato da folha de nim foram comparadas com as do cetoconazol, um agente antifúngico padrão. Verificou-se que os extractos metanólico e etanólico de

Azadirachta indica tinham uma atividade inibidora do crescimento contra *Aspergillus flavus, Alternaria* solani e *Cladosporium [26].* [26] Atividade antifúngica de vários extractos de

(aquoso, etanol e acetato de etilo) das folhas de neem sobre o crescimento de certos agentes patogénicos humanos *(Aspergillus flavus, Aspergillus fumigatus, Aspergillus niger, Aspergillus terreus, Candida albicans e Microsporum gypseum)* foi demonstrado *in vitro.* O extrato de acetato de etilo (20%) apresentou uma inibição máxima em comparação com outros extractos da mesma concentração. A cromatografia líquida de alta eficiência (HPLC) mostrou que o nimonol era o principal componente do extrato de acctato de etilo. [27]

Atividade anti-úlcera

Mohapatra B. Bhusan et al. relataram o efeito anti-úlcera de extractos aquosos e etanólicos de folhas de Azadirachta indica (NLEa e NLEe) em ratos albinos Wister. Os modelos de ligadura pilórica, stress pelo frio e natação forçada foram utilizados para o rastreio. <Os extractos de embrião (400 mg/kg) mostraram uma redução significativa (P 0,05) do volume do estômago, da acidez livre, da acidez total, da acidez combinada e do índice de úlcera em comparação com o controlo. Conclui-se que os extractos aquoso e etanólico das *folhas de A. indica* têm uma boa atividade anti-úlcera devido ao efeito citoprotector do fármaco. [28]

Atividade antibacteriana

A atividade antimicrobiana da *Azadirachta indica* foi observada contra bactérias gram-positivas (*Bacillus subtilis*) e bactérias patogénicas gram-negativas (*Escherichia coli, Salmonella typhi e Vibrio cholerae*). A atividade antibacteriana do extrato da folha e da casca de *A. indica* foi estudada contra todos os organismos testados utilizando o método de difusão em ágar. Verificou-se que o extrato da folha e da casca de Azadirachta indica tem uma zona de inibição mais elevada contra *Vibrio cholerae* e *Bacillus subtilis* do que contra *E. coli e S. typhi [29].* [29] A atividade antimicrobiana do extrato alcoólico de folhas de nim (*Azadirachta indica*) foi estudada contra bactérias patogénicas humanas - *E. coli, Staphylococcus aureus, Pseudomonas aeruginosa, Salmonella typhimurium e Bacillus pumilus*. Os extractos metanólico e etanólico mostraram uma inibição máxima de *Bacillus pumillus, Pseudomonas aeruginosa e Staphylococcus aureus* por ordem ascendente em comparação com gentamicina 200 mg e gentamicina 10 mg. [30]

Atividade imunomoduladora

O efeito imunoestimulante do óleo de nim foi demonstrado em ratos. Os macrófagos peritoneais mostraram um aumento da atividade fagocítica e da expressão de antigénios MHC de classe II quando tratados com óleo de neem (intraperitonealmente). O tratamento com óleo de neem também aumentou a produção de interferão gama. Além disso, as células do baço dos ratos tratados com óleo de nim mostraram uma proliferação de linfócitos significativamente maior do que as do grupo de controlo em resposta a um *desafio in vitro* com Con-A ou toxoide tetânico (TT). Conclui-se que o óleo de nim actua como um imunomodulador não específico. [31]

Atividade hepatoprotectora

Estudou-se o efeito do extrato da folha de A. indica nos níveis de enzimas séricas (glutamato-oxaloacetato transaminase, glutamato-piruvato transaminase, fosfatase ácida e fosfatase alcalina), que são aumentados pelo paracetamol em ratos. Verificou-se que os níveis de enzimas no soro dos ratos tratados com paracetamol eram significativamente mais elevados do que os dos ratos tratados com uma combinação de paracetamol e extrato de chumbo. Como resultado, o grupo tratado com o extrato de neem foi protegido contra as lesões hepáticas induzidas pelo paracetamol. Este facto foi confirmado pelo exame histopatológico do fígado. [32]

Efeito repelente contra os mosquitos

I. Aremu O. et al. estudaram o efeito repelente do óleo de semente de neem (NSO) contra os mosquitos Anopheles gambiae. O resultado mostrou que as concentrações de 2,5, 5,0, 5,0, 7,5, 10,0% w/w de NSO e Deet (controlo) repeliram significativamente os mosquitos Anopheles gambiae noturnos. A exposição foi mantida até 5 minutos com três intervalos sucessivos de 10 minutos. > >A duração do efeito repelente das diferentes concentrações de creme à base de neem e de óleo de sementes de Deet foi, por ordem decrescente, 10,0% > Deet 7,5%> 5,0% 2,5%. Este estudo mostrou que o creme de óleo de semente de neem tem um efeito repelente nos mosquitos, especialmente em concentrações mais elevadas de 7,5% e 10,0% (w/w). [33] **Efeito analgésico** Kumar Sanjay et al. estudaram a atividade analgésica do óleo de semente de nim em ratos albinos através do método de palmada da cauda utilizando um analgésico. Foram administrados a diferentes grupos de ratos óleo de semente de nim por via intraperitoneal em doses de 0,25, 0,5, 1 e 2 ml/kg. Os resultados foram avaliados estatisticamente e, em comparação com a morfina, o óleo de semente de nim mostrou um efeito analgésico significativo nas doses de 1 e 2 ml/kg. Verificou-se que a atividade analgésica do óleo de semente de nim é dependente da dose [34]. [34] O efeito analgésico do extrato de folhas de nim (NLE) foi demonstrado utilizando um modelo experimental de estimulação térmica da cauda. Os resultados foram avaliados estatisticamente usando o teste do qui-quadrado.

Concluiu-se que o NLE aumentou a latência da asa da cauda (TFL) em todas as doses e exibiu um efeito de amplificação dependente da dose. [35]

Efeito de renovação da pele

Vários extractos de folhas de Azadirachta indica foram estudados quanto ao seu efeito na renovação epidérmica. Entre os diferentes extractos de folhas de nim, os extractos de álcool absoluto, os extractos hidroalcoólicos e os macerados hidroalcoólicos mostraram um efeito significativo. O efeito de renovação da pele de vários extractos secos de folhas de nim foi avaliado utilizando o método de fluorescência do cloreto de dansilo. Verificou-se que o extrato de macerado hidroalcoólico apresentou um aumento máximo da percentagem de renovação de 27,5%, enquanto os extractos hidroalcoólico e alcoólico apresentaram um aumento máximo da percentagem de renovação de 23,75% e 23,12%, respetivamente. [36]

Atividade hipolipemiante

O efeito hipolipidémico do extrato de folhas de nim *(Azadirachta indica)* foi estudado com base em vários parâmetros - colesterol, fosfolípidos, lípidos totais e triglicéridos - em ratos albinos de raça suíça. Os animais foram mantidos em jejum durante a noite e sacrificados no final da 4ª semana por deslocação do pescoço. O Neem reduziu significativamente os níveis de lípidos totais, colesterol livre e esterificado, colesterol total e triglicéridos no soro e no fígado em comparação com o grupo de controlo. O estudo concluiu que o extrato de folha de *A. indica* (neem) pode ajudar a controlar o desenvolvimento da aterosclerose e da hipercolesterolemia devido ao seu efeito hipolipidémico[37]. [37] O potencial do extrato de folhas de neem (*Azadirachta indica)* para modificar o perfil lipídico sérico em ratos diabéticos normais e induzidos por estreptozotocina. Verificou-se que o extrato de folhas de *A. indica* reduziu significativamente os valores de LDL e VLDL, colesterol, colesterol total, triglicéridos e lípidos totais em ratos diabéticos induzidos por estreptozotocina em comparação com o grupo de controlo. Os níveis de HDL e de colesterol não foram alterados nos ratos diabéticos induzidos por estreptozotocina. [38]

Efeito antioxidante

A atividade antioxidante do extrato etanólico da raiz de neem (*A. indica)* foi avaliada através da realização do poder redutor, do teste de captura do radical DPPH e da quelação de iões de ferro. A absorção máxima do extrato de neem foi de 1,523±0,026 a

100 μg/ml em comparação com o ácido ascórbico padrão (2,811±0,013 μg/ml) e o BHA (2,031±0,019 μg/ml) na análise do poder redutor. ++ O valor IC50 para o poder quelante do extrato de neem em relação aos iões Fe foi de 19,01±0,024 μg/ml em comparação com EDTA 8,87±0,035 μg/ml. O teor de fenol total também foi . assim elevado B B

é raiz Extrair

(238,81±0,98 mg/g de equivalente de ácido gálico). Este estudo concluiu que o extrato bruto da raiz de neem *(A. indica)* tinha um potencial antioxidante significativo. [39]

Eficaz contra o veneno de cobra

Um inibidor de PLA2 de Azadirachta indica (AIPLAI) foi purificado a partir do extrato metílico de folhas de nim (A. indica). Inibiu, de forma dependente da dose, a ação das enzimas fosfolipase A2 no veneno de Russell e no veneno de cobra. O AIPLAI inibiu o potencial catalítico das enzimas PLA2 do veneno de cobra (Naja naja e Naja kaouthia) de forma mais significativa (P<0,05), em comparação com a inibição das enzimas PLA2 do RVV cru (Daboia russelli) nas mesmas condições laboratoriais. Este estudo concluiu que o AIPLAI é um componente promissor para o desenvolvimento de novas formulações de medicamentos contra o veneno de serpentes nos próximos dias [40].

Atividade de cicatrização de feridas

O extrato etanólico de folhas de nim (*Azadirachta indica)* tem um efeito cicatrizante quando aplicado topicamente num modelo de ferida excisada. Este estudo concluiu que o extrato etanólico de folhas de nim (*Azadirachta indica)* resultou numa melhor e mais rápida cicatrização da ferida quando utilizado num modelo de ferida excisada, em comparação com o medicamento padrão, iodopovidona. [41] O efeito cicatrizante do extrato de anona foi avaliado com base na intensidade da rutura da pele, na contração da ferida e no exame histopatológico do tecido cicatrizado. O extrato metanólico de folhas de nim (*A. indica)* melhorou significativamente a cicatrização de feridas em modelos de feridas excisionais e incisionais.
A força de tração do tecido de cicatrização no grupo *tratado com extrato de* neem (*A. indica)* foi a mais significativa (P 0,05) em comparação com o grupo de controlo no modelo de ferida por incisão. [42]

Atividade larvicida

A atividade tóxica de extractos de diferentes partes da árvore de neem (casca, folhas, raízes e sementes) em diferentes solventes (acetona, clorofórmio e etanol) foi estabelecida contra *larvas de A. aegypti*. Neste bioensaio, os extractos das folhas em acetona e das raízes em clorofórmio mostraram um efeito altamente tóxico contra as larvas após 24 horas, com 100% de mortalidade a uma concentração de 1000 ppm. Este estudo mostrou o efeito tóxico dos extractos brutos de neem (*A. indica)* contra as *larvas de A. aegypti.* [43] Na República Islâmica do Irão, foi estudado um extrato de neem *(A. indica)* contra larvas de mosquitos em condições laboratoriais e de campo. Com doses de 1 e 2 litros/hectare, os ensaios de campo revelaram uma maior mortalidade das larvas de Anopheles spp. do que de Culex spp.[44]

Doença de Alzheimer

O pré-tratamento com extrato de folhas de neem (*A. indica)* melhorou a memória de trabalho, a memória de referência e a aprendizagem espacial com um efeito semelhante ao do donepezil no teste do labirinto aquático de Morris. O neem (*A. indica)* melhorou significativamente a aprendizagem e a memória dos comportamentos aprendidos, tanto nos défices induzidos pelo ácido iboténico (IB) como pela colchicina. O Neem (*A. indica)* reduziu significativamente o efeito da peroxidase lipídica, que foi reforçado tanto pelo IB como pela colchicina. Este estudo concluiu que o extrato de folha de neem (*A. indica)* pode ser eficaz no tratamento da doença de Alzheimer devido às suas propriedades antidepressivas, cognitivas e ansiolíticas. [45]

Efeito anticonvulsivo

O neem (*Azadirachta indica*) foi administrado *numa* dose de 100 mg/kg *por via oral* como anticonvulsivo de teste diário. + + A gravidade das convulsões foi reduzida no grupo que recebeu PTZ-valproato e PTZ-neem em comparação com a criança induzida por PTZ. Este estudo confirma que a utilização do ácido valpróico e do neem na epilepsia pode prevenir o stress oxidativo e os danos cerebrais anóxicos (falta de oxigénio) resultantes de convulsões prolongadas. Verificou-se que o neem *(Azadirachta indica)* tem um efeito protetor maior do que o ácido valpróico no PTZ, levando ao desenvolvimento de ignição química em ratos. [46]

Atividade inseticida

O efeito inseticida do neem foi estudado contra as larvas de Trogoderma granarium (3. instance)no Sudão. A concentração mais elevada (5%) mostrou a maior mortalidade de insectos em comparação com todos os tratamentos. [47] O extrato de acetona de sementes de nim mostrou atividade inseticida contra larvas *de* terceiro instar *de Corcyra cephalonica*, reduzindo as fases de desenvolvimento deste inseto. Este extrato numa dose (0,16% w/w) revelou-se altamente tóxico para as pragas e resultou numa mortalidade de 100% das larvas. [48]

Atividade anti-alérgica

Han S. et al. identificaram proteínas de trigo com potenciais alergénios com pesos moleculares de 7 a sim, 9 a sim, 15 a sim, 12 a sim, 17 a sim, 36 a sim, 45 a sim e 77 a sim. O tratamento com extrato de neem (*Azadirachta indica*) mostrou uma forte redução das proteínas alergénicas pelas proteínas do trigo. Concluiu-se que não foram observadas bandas alérgicas após o tratamento com neem. [49]

Efeito ansiolítico

A atividade ansiolítica foi avaliada utilizando o labirinto em cruz aumentado e o modelo da arena claro-escuro. A comparação dos dados observados entre os grupos foi analisada utilizando ANOVA e o teste de Tukey. O grupo de controlo, o grupo do diazepam, o grupo da buspirona e os grupos do medicamento em estudo foram comparados e mostraram efeitos ansiolíticos estatisticamente significativos tanto nos parâmetros do labirinto em cruz aumentado como no modelo da arena claro-escuro". [50] O efeito ansiolítico do extrato de folha de Neem (A. indica A. Juss) foi estudado no comportamento de ratos e comparado com o tratamento com diazepam utilizando o labirinto Elevador X. O estudo mostrou que tanto o neem como o diazepam tiveram uma resposta ansiolítica no índice de comportamento, mas que apenas o neem teve um efeito ansiolítico sem causar défices motores. [51]

MATERIAIS E MÉTODOS

Materiais/químicos

As folhas frescas de neem (*A. indica)* foram recolhidas na região de Amethi, Uttar Pradesh. Herbarium RU/PS/2016/528" Neem *(A. indica)* foi identificado e autenticado pelo botânico Prof. A. K. Jaitley, Departamento de Ciências Vegetais, Universidade Mahatma Jyotiba Phule Rohilkhand, Campus de Bareilly (UP). As cápsulas de Prozac (cloridrato de fluoxetina) foram fabricadas pela Eli Lilly & Co.

Instrumentos

O labirinto em zero elevado, a arena claro/escuro, o teste de natação forçada (30x20 cm) e o actofotómetro digital (Teknik) foram utilizados como modelos de rastreio.

Extração de plantas

As folhas foram lavadas em água purificada para remover as impurezas e secas ao ar livre à sombra durante um mês, sendo depois moídas até se obter um pó grosseiro. As folhas foram pesadas (300 g) e maceradas em água fria (2,5 litros) durante 15 dias numa solução alcoólica (1:1), com agitação constante. O macerado foi filtrado através de um tampão de algodão e depois de papel de filtro. O filtrado foi evaporado num banho de água a 40°C até à formação de um resíduo sólido. Obteve-se assim um pó muito higroscópico de extrato de folhas esverdeadas com um rendimento percentual de 6,78.

Percentagem de rendimento = Rendimento prático/teóricox100

= Rendimento percentual 20,36/ 300 ~ 6,78

Preparação dos animais

Os ratos albinos Wisteria (ambos os sexos), com um peso de 60-90 g, foram obtidos no biotério institucional no campus da M. J. P. Rohilkhand University, Bareilly. Os animais foram mantidos em condições controladas, com um ciclo de 12 horas de luz e escuridão (temperatura de 23±2°C) e acesso livre a alimentos e água purificada *ad libitum*. Os animais foram tratados de acordo com o comité institucional de ética animal.

Toxicidade oral aguda

As doses de extrato de folha de nim (*A. indica)* foram selecionadas de acordo com os limites estabelecidos na diretriz n.º 423 da OCDE. Os animais foram colocados em condições controladas com um ciclo de luz e escuridão de 12 horas (temperatura de 22±3°C) e acesso livre a alimentos e água purificada *ad libitum* durante 5 dias. Foram utilizados três ratos para cada fase (jejum noturno). A dose inicial foi fixada em 5 mg/kg a partir de quatro níveis de dose fixa de 5, 50, 300 e 2000 mg/kg. Quando tratados com 300 mg/kg de peso corporal, os três ratos foram encontrados vivos em 24 horas. Com base nestas observações, foram selecionadas duas doses de 100 e 200 mg/kg de peso corporal. [52] **Diagrama esquemático da experiência**

Os ratos albinos Wister (ambos os sexos) foram pesados e divididos em 4 grupos de 6 animais. Foram tratados da seguinte forma, uma vez por dia, durante 15 dias: Grupo I (controlo): Foi administrada água destilada.

Grupo II (padrão): Foi administrado cloridrato de fluoxetina (15 mg/kg *p/v*), suspenso em água destilada.

Grupo III (ensaio a): foi administrado um extrato hidroalcoólico de *folhas de Azadirachta indica (*100 mg/kg *de peso)*, suspenso em água destilada.

Grupo IV (ensaio b): foi administrado um extrato hidroalcoólico de *folhas de Azadirachta indica (*200 mg/kg *po)*, suspenso em água destilada.

Protocolo de rastreio

O rastreio farmacológico foi efectuado com base nos seguintes modelos:

1. Teste do labirinto zero (EZM)

O labirinto zero elevado era um caminho circular com 5 cm de largura, 27 cm acima do solo. O diâmetro do labirinto era de 65 cm. O corredor circular estava dividido em 4 quadrantes: 2 quadrantes abertos e 2 quadrantes fechados com paredes (27 cm de altura). Para cada experiência, os ratos foram colocados em frente a um dos quadrantes fechados. Os animais foram autorizados a explorar o dispositivo individualmente durante 5 minutos. O número médio de entradas e a percentagem de tempo passado nos quadrantes abertos durante esses 5 minutos foram registados. [53]

2. Teste da arena clara e escura

A arena clara e escura era feita de vidro, dividida em dois compartimentos por vidro transparente e preto. Os compartimentos transparente e preto foram formados numa proporção de 2:1 em diâmetro. O teste foi efectuado numa sala pouco iluminada, com a arena escura iluminada por luz vermelha e a arena clara iluminada por uma lâmpada de 100 W colocada 17 cm acima da caixa. Os ratos foram mantidos individualmente no centro da arena iluminada e iluminados durante 5 minutos. O número médio de entradas e a percentagem do tempo médio passado na arena iluminada durante os 5 minutos foram registados. A caixa foi limpa de cada vez antes da introdução de um novo animal. [***3. Prova do nado forçado***

Os ratos foram baixados para um cilindro de vidro transparente (30x20 cm), cheio de água até uma profundidade de 15 cm e mantido a 30°C. Os ratos foram colocados num recipiente de vidro e depois noutro. Os ratos foram colocados nesta zona sem obstáculos e deixados a nadar durante 5 minutos. O tempo total de movimento foi registado em segundos durante 5 minutos, utilizando um cronómetro. [53]

4. Atividade locomotora

Foi ligado um actofotómetro digital (Teknik) para verificar e assegurar que todas as fotocélulas estavam a funcionar corretamente para um registo preciso. Os ratos foram colocados individualmente na gaiola de atividade durante 10 minutos. O índice de atividade foi registado durante 10 minutos para cada animal. Finalmente, a atividade motora foi observada e comparada com os grupos de controlo e padrão. [54]

ANÁLISE ESTATÍSTICA

Os dados estatísticos foram analisados através de uma análise de variância unidirecional (ANOVA). ± Os valores foram expressos como médias. As análises estatísticas foram efectuadas com o Graph Pad Prism 5, seguido do teste de Dunnett para comparações múltiplas. <Os resultados foram considerados

estatisticamente significativos com P 0,05.

Capítulo 2

RESULTADOS

1. Teste do labirinto em zero aumentado

A Tabela 1 mostra o efeito ansiolítico da substância em estudo no modelo do labirinto em zero aumentado. Revelou um efeito ansiolítico estatisticamente significativo em comparação com os grupos de controlo e padrão. No entanto, a dose mais baixa (100 mg/kg) mostrou um aumento do número médio de entradas e da percentagem do tempo médio passado no labirinto aberto em comparação com o grupo de dose mais elevada (200 mg/kg).

Tabela N. 3: Comparação do *número médio e* da *percentagem de conjuntos de dados*

***Tempo médio de permanência* em braços abertos nos diferentes grupos de tratamento**

S. N.	Treatment	Mean no. of entries in open arms	Mean time spent in open arms (sec)	% of Mean time spent in open arms (sec)
1.	*Control*	4.16± 0.30**	66.83± 0.70	22.27± 0.23**
2.	*Standard*	9.16± 0.47***	154.33± 0.99	51.44± 0.33***
3.	*Test a*	8.33± 0.49***	121.50± 0.88	40.50± 0.29***
4.	*Test b*	7.50± 0.42***	117.00± 0.85	39.00± 0.28***

Nível de significância : *

± <(n=6, valores expressos como a média da média (SEM) e estatisticamente significativos a P 0,05, em comparação com o controlo.

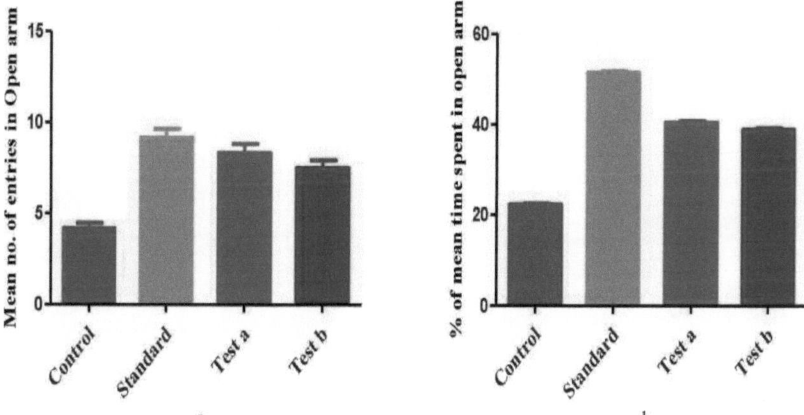

Fig. N. 1. a) *Comparação do número médio de visitas no braço aberto entre os diferentes grupos de tratamento* b) *Comparação da percentagem de tempo passado no braço aberto entre os diferentes grupos de tratamento*

2. O teste da arena claro-escuro.

O Quadro 2 mostra o efeito ansiolítico da substância em estudo no modelo da arena claro-escuro. Apresentou um efeito ansiolítico estatisticamente significativo em comparação com os grupos de controlo e padrão. No entanto, a dose mais baixa (100 mg/kg) registou um aumento percentual do número médio de entradas e do tempo médio passado na arena claro-escuro em comparação com o grupo tratado com a dose mais elevada de 200 mg/kg.

Tabela N. 4: Comparação do *número médio de entradas e da percentagem do tempo médio passado* na arena luminosa nos diferentes grupos.

S. N.	Treatment	Mean No. of entries in light arena	Mean time spent in light arena (sec)	% of Mean time spent in light arena (sec)
1.	*Control*	5.16± 0.47**	70.33± 0.71	23.44± 0.23**
2.	*Standard*	9.00± 0.57***	156.83± 0.83	52.27± 0.27***
3.	*Test a*	7.83± 0.79*	130.66± 0.76	43.55± 0.25***
4.	*Test b*	7.50± 0.60*	124.50± 0.67	41.50± 0.22***

Nível de significância : *
± <(n=6, valores expressos como valor SEM médio e estatisticamente significativos a P 0,05 em comparação com o controlo.

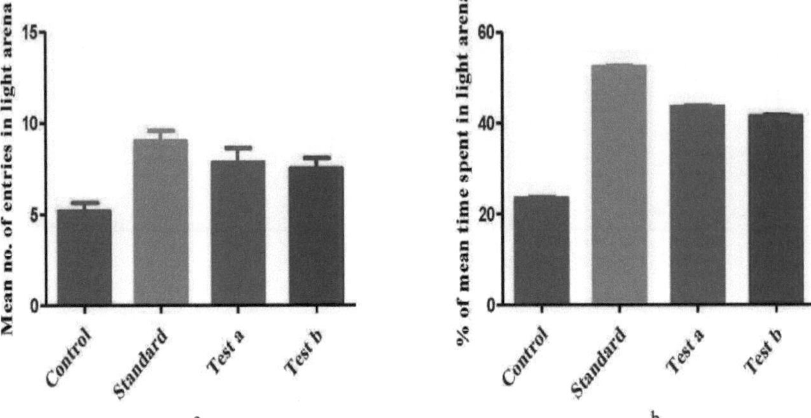

Fig. N. 2. *a) Comparação do número médio de visitas à arena iluminada entre os diferentes grupos. b) Comparação da percentagem média de tempo passado na arena iluminada entre os diferentes grupos.*

3. Teste de natação forçada

A Tabela 3 mostra o efeito antidepressivo do medicamento testado no modelo Power Swimming. O medicamento mostrou um potencial antidepressivo estatisticamente significativo em comparação com os grupos de controlo e padrão. No entanto, a dose mais baixa (100 mg/kg) mostrou um aumento no tempo médio de mobilidade em comparação com o grupo de dose mais elevada (200 mg/kg).

Quadro 5: Comparação do *tempo médio de deslocação* nos diferentes grupos de tratamento

S. N.	Treatment	Mean mobility time in 5 min (sec)
1.	*Control*	250.66± 0.76***
2.	*Standard*	289.50± 0.99***
3.	*Test a*	280.50± 0.88***
4	*Test b*	275.83± 0.94***

Nível de significância : *
± <(n=6, valores expressos como valor SEM médio e estatisticamente significativos a P 0,05 em comparação com o controlo.

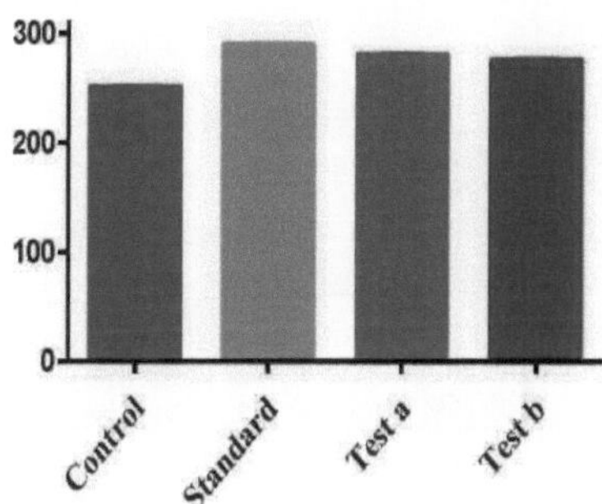

Fig. N. 3: *Comparação do tempo médio de mobilidade durante 300 segundos nos diferentes grupos de tratamento.*

4. Atividade locomotora

A Tabela 4 mostra o efeito antidepressivo do fármaco testado no modelo actofotométrico. O potencial antidepressivo foi estatisticamente significativo em comparação com os grupos de controlo e padrão. No entanto, foi observada uma diminuição da atividade locomotora (pontuações) no grupo de dose mais baixa (100 mg/kg) em comparação com o grupo de dose mais elevada (200 mg/kg).

Quadro 6: Observação comparativa da *atividade física média (pontuações)* nos diferentes grupos de tratamento

S. N.	Treatment	Mean locomotor activity (scores) in 10 min (sec)
1.	*Control*	157± 0.85***
2.	*Standard*	95.50± 0.92***
3.	*Test a*	102.33± 0.80***
4.	*Test b*	110± 0.85***

Nível de significância : *
± <(n=6, valores expressos como valor SEM médio e estatisticamente significativos a P 0,05 em comparação com o controlo.

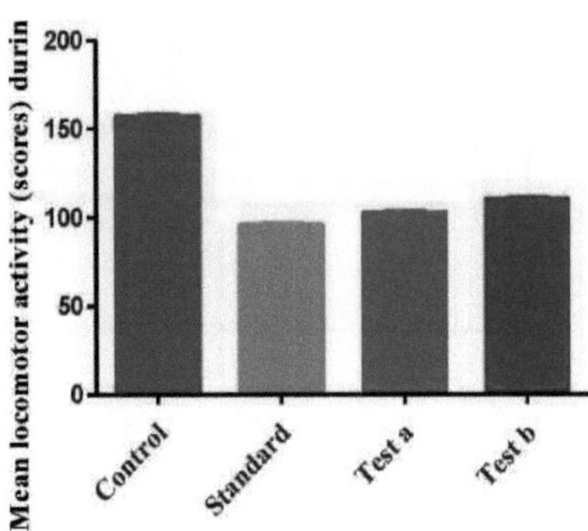

Fig. N. 4: *Comparação da atividade física média (pontuações) durante 10 minutos nos diferentes grupos.*

Capítulo 3

DISCUSSÃO

Neste estudo, o potencial ansiolítico e antidepressivo do tratamento a longo prazo com um extrato hidroalcoólico de folhas de nim foi avaliado utilizando 4 modelos diferentes, incluindo o labirinto em zero aumentado, a arena claro-escuro, a natação de força e o teste de locomoção, e comparado com o grupo de controlo e o grupo padrão (cloridrato de fluoxetina).

Estudos anteriores mostraram que 100 mg/kg e 200 mg/kg de um extrato aquoso de folhas de nim têm um efeito ansiolítico estatisticamente significativo, comparável ao de 1 mg/kg de buspirona e diazepam. [17, 18]

No modelo do labirinto em zero aumentado, o número médio de entradas e a percentagem de tempo passado nas mãos abertas foi de 9,16 ± 0,47, em comparação com 51,44 ± 0,33 no grupo padrão. Ambos os grupos de indivíduos apresentaram um número médio de entradas mais elevado e uma percentagem mais elevada de tempo passado nas mãos abertas em comparação com o grupo de controlo. O grupo de 100 mg/kg apresentou um aumento estatisticamente significativo do número médio de entradas e da percentagem de tempo passado nos braços abertos, 8,33 ± 0,49 vs 40,50 ± 0,29 no grupo de 200 mg/kg, 7,50 ± 0,42 vs 39,00 ± 0,28 no grupo de controlo 4,16 ± 0,30 vs 22,27 ± 0,23. Os ratos albinos foram examinados individualmente durante 300 segundos num labirinto em zero aumentado.

No modelo da arena claro-escuro, o número médio de entradas e a percentagem de tempo passado na arena clara foram de 9,00 ± 0,57, em comparação com 52,27 ± 0,27 no grupo padrão. Ambos os grupos de ensaio apresentaram um número médio de entradas e uma percentagem de tempo passado na arena luminosa superiores aos do grupo de controlo. O grupo de teste de 100 mg/kg apresentou um aumento estatisticamente significativo no número médio de entradas e na percentagem de tempo médio passado na arena da luz (7,83 ± 0,79 vs. 43,55 ± 0,25) em comparação com o grupo de teste de 200 mg/kg (6,83 ± 0,60 vs. 41,50 ± 0,22) em comparação com o grupo de controlo (5,16 ± 0,47 vs.

23,44 ± 0,23). Cada rato albino foi examinado durante 300 segundos numa arena claro-escuro.

No modelo de natação de força, todos os grupos aumentaram significativamente o seu tempo médio de mobilidade, com exceção do grupo de controlo, que atingiu 250,66 ± 0,76. O grupo de 100 mg/kg apresentou um tempo médio de mobilidade estatisticamente significativo de 280,5 ± 0,88, comparado com 275,83 ± 0,94 para o grupo de 200 mg/kg e 289,5 ± 0,99 para o grupo padrão. O aumento do tempo médio de mobilidade indica o potencial antidepressivo da substância em estudo em ambas as doses. Os ratos albinos individuais foram estudados durante 300 segundos num simulador de natação.

No modelo de atividade física, a atividade física média (em pontos) foi de 157±0,85 no grupo de controlo. Ambos os grupos de teste mostraram uma diminuição significativa da atividade física em ratos albinos. O grupo de teste tratado com 100 mg/kg mostrou uma diminuição estatisticamente significativa da atividade locomotora (pontos) 102,33±0,80 em comparação com o grupo de teste tratado com 200 mg/kg, 110±0,85 em comparação com o grupo padrão 95,50±0,92. Cada rato albino foi examinado durante 10 minutos com um actofotómetro digital.

Com base nos resultados acima referidos, o presente estudo mostra que o extrato hidroalcoólico de folhas de nim (*A. indica)* em ambas as doses (100 e 200 mg/kg) tem um potencial ansiolítico e antidepressivo estatisticamente significativo para todos os parâmetros observados em comparação com os grupos de controlo e padrão. No entanto, o extrato de folhas de nim *(A. indica)* mostrou um efeito ansiolítico e antidepressivo mais significativo a 100 mg/kg do que a 200 mg/kg.

Outros estudos visam isolar e confirmar o componente ativo responsável pelo potencial ansiolítico e antidepressivo.

Capítulo 4

NOME PATENTE

Durante 50 anos, as várias propriedades do neem foram objeto de estudos aprofundados. Foram organizadas numerosas conferências nacionais, internacionais e mundiais sobre o neem na Índia e em todo o mundo. A árvore do neem foi reconhecida como uma fonte comercial a nível mundial. A maioria das patentes foi concedida para proteger aplicações (63%), incluindo a saúde (13%), a indústria (15%), os cosméticos (6%), a medicina veterinária (5%) e outros domínios (8%) [51]. Desde a década de 1980, a primeira patente americana foi concedida à Temuro Corporation, em 1983, para uma fórmula terapêutica à base de casca de nim. Desde 1995, mais de 53 pedidos de patentes (ainda não concedidas) estão pendentes na Índia e foram objeto de oposição [1, 55]. [1, 55] O registo de patentes sobre o neem começou em 1979 pelo CSIR, a fim de isolar os ingredientes activos do óleo de neem. O CSIR e a Hindustan Lever Ltd. Bombay são os participantes activos através dos quais o processo indiano de registo de patentes está a decorrer. [56]

Quadro N. 7: Lista de patentes indianas sobre o neem [56].

S. N.	Registration No.	Title of Patents
1.	153415	Process for the isolation from Neem Oil of active principle evincing oviposition deterrent activity in insects
2.	171129	Treatment of Neem Oil
3.	171888	A process for treating (upgrading) Neem Oil
4.	171899	A process for treatment (upgrading) Neem Oil having high free fatty acid content
5.	172150	A process for the preparation of Neem Oil fatty acid distillation residue based pesticides
6.	173327	A process for extraction of Neem Oil

7.	173559	A process for isolation of a nimbatiktam or nimbidin from Neem Oil
8.	173996	A process for the preparation of an active composition containing triterpenes including Azadirachtin and its derivatives possessing insect antifeedant and growth inhibitory activity from parts of Neem plant
9.	173997	A process for the preparation of insecticidally active composition containing lipids from the Neem plant
10.	173998	A process for the isolation of new triterpene derivatives of Azadirachtin from parts of Neem tree

Muitos dos seus produtos e processos foram patenteados nos Estados Unidos (54), no Japão (35), na Austrália (23) e na Índia (14). [57]

Capítulo 5

UTILIZAÇÃO ECOLÓGICA E INDUSTRIAL DO NEEM

Cerca de 1/3 dos alimentos agrícolas do mundo são estragados por mais de 20.000 espécies de parasitas. As numerosas plantações de árvores de neem combatem a desflorestação, a desertificação e a erosão dos solos, e reduzem o aquecimento global excessivo. As árvores de neem fotossintetizam rapidamente e produzem mais oxigénio do que outras espécies, ajudando a purificar o ambiente. Os produtos à base de neem também purificam a água. Durante os verões no norte da Índia, a temperatura debaixo de uma árvore de neem era 10°C mais baixa do que no ambiente circundante. As plantações de neem foram utilizadas para sombrear o deserto do Sara, desde a Somália até à Mauritânia[55]. [55] Na Conferência Mundial do Neem em 2002, o neem foi promovido como planta industrial. O óleo das sementes é utilizado em muitos sectores industriais, incluindo medicamentos, cosméticos, desinfectantes, borracha, biopesticidas e têxteis. As folhas pulverizadas e o óleo das sementes de nim são utilizados em muitos produtos cosméticos, tais como verniz para as unhas, cremes faciais, champôs e amaciadores. O bagaço das sementes é utilizado como pesticida natural. O óleo de margosa é utilizado para fazer sabonetes de banho terapêuticos. O neem é uma fonte natural de produtos de higiene oral e de cuidados dentários. A polpa das sementes de neem contém uma grande quantidade de hidratos de carbono, pelo que é utilizada para fermentação e produção de metano. [1, 55]

Atualmente, os fabricantes de sabão fornecem principalmente neem em toda a Índia. Os fabricantes de sabão utilizam principalmente a neem em toda a Índia. Os pequenos fabricantes de sabão utilizam-na em grandes quantidades, mas os grandes fabricantes de sabão também a utilizam porque é barata. O petróleo bruto é geralmente utilizado para produzir sabão de casa de banho. Os sabões mais caros são fabricados através da saponificação e destilação do óleo de neem antes da adição de lixívia. Na Índia, o neem é utilizado como produto cosmético. As folhas pulverizadas da árvore de neem são o ingrediente principal de, pelo menos, um creme facial muito utilizado.

O óleo de neem impede a decomposição e é mais eficaz do que a maioria dos óleos vegetais porque não seca. Na Índia rural, é frequentemente utilizado para lubrificar as rodas dos carros. A madeira tem um peso específico de 0,56 a 0,85 e é naturalmente aromática. É frequentemente utilizada para cabos de ferramentas, estruturas agrícolas e rodas de carroças. Na Índia, o óleo de neem é utilizado como combustível para candeeiros. [58]

AVALIAÇÃO DA SEGURANÇA DE NIMAH

A nimbidina induziu toxicidade subaguda em ratos adultos após administração diária de doses de 25, 50 e 100 mg/kg durante 6 semanas. A nimbidina mostrou um potencial hipoglicémico significativo em coelhos esfomeados. Tem também um efeito espermicida. O ácido nimbico e a nimbolida, os principais componentes do óleo de sementes de nim (NSO), foram tóxicos para os ratos quando administrados por via intravenosa ou intraperitoneal, ao passo que foram menos tóxicos para os hamsters e os ratos. A azadiractina e a diacetilnimbina foram consideradas praticamente não tóxicas. O Margosan O (óleo de sementes de neem) causou uma irritação mínima nos olhos lavados e não lavados de coelhos albinos durante 7 dias. O NIM-76 volátil foi isolado do óleo de sementes e mostrou um efeito inibidor na fertilidade quando aplicado antes do coito em coelhos, ratos e macacos rhesus[3]. [3] O óleo de sementes mostrou toxicidade aguda em doses de 14 e 24 mg/kg em ratos e coelhos. O tratamento subagudo de ratos fêmeas com óleo de neem (2 - 4,6 mg/kg) mostrou um efeito antifertil. O óleo de neem (0,14 mg/kg) foi considerado seguro para humanos adultos. Não foram observados efeitos teratogénicos ou reprotóxicos quando a azadiractina foi administrada durante a gravidez (6-15 dias). O Pranimus foi considerado seguro quando tratado em humanos com doses de 1,5, 2, 2,5 e 3 ml durante 3 dias. [59]

Capítulo 6

CONCLUSÃO

A Azadirachta indica (neem) tem sido amplamente utilizada desde a antiguidade para tratar uma variedade de doenças humanas. Devido à sua versatilidade, é também conhecida como a árvore da aldeia dos médicos ou a farmácia da aldeia. É uma das árvores mais prometedoras do século XXI. Tem sido utilizada desde o início do século XX. O Neem é utilizado principalmente para o fabrico de medicamentos homeopáticos, unani e ayurvédicos.

Consequentemente, foi concedido um grande número de patentes à nim na Índia. O presente estudo foi efectuado com o objetivo de explorar outros benefícios sanitários e farmacológicos da nim, bem como o registo de patentes e a utilização ecológica e industrial da nim, com uma avaliação da segurança de diferentes componentes e produtos à base de nim comercializados a nível mundial.

Capítulo 7

ASPECTOS FUTUROS

A ansiedade e a depressão são perturbações psicológicas afectivas. Afectam a fisiologia normal do indivíduo, provocando alterações de humor, redução da libido, diminuição do prazer, ansiedade, pensamentos suicidas e estados de espírito desagradáveis que requerem tratamento médico adequado a longo prazo. Ambas as perturbações têm uma elevada prevalência na população normal.

Até à data, não existe um método único e totalmente testado para curar completamente a depressão e a ansiedade. Por conseguinte, é necessária mais investigação para isolar, purificar e identificar o componente químico ativo nas folhas de neem que é responsável pelo potencial ansiolítico e antidepressivo. É barato e está facilmente disponível em toda a Índia.

AGRADECIMENTOS

Gostaria de agradecer ao Chefe do Departamento de Farmácia, **Dr. S. D. Singh** (Professor Assistente), **Dr. S. S.**

B. Tiwari, **Himanshu Gupta** e **Huma Noor**, Departamento de Farmácia, MJP Rohilkhand University, Bareilly, Índia.

Literatura

1. K. Girish, Shankara Bhat S. Neem - um tesouro verde. Jornal Eletrónico de Biologia 2008; 4(3): 102-9.
2. S. Chhibber, Sharma N. Potencial médico e terapêutico do neem (*Azadirachta indica*): uma revisão. Revista Internacional de Publicações Científicas e de Investigação 2014 maio; 4(5): 1-4.
3. Biswas Kausik, Ishita Chattopadhyay, Ranajit K. Banerjee, Uday Bandyopadhyay. Biological activity and medicinal properties of neem (Azadirachta indica). Science News 2002 June 10; 82(11): 1336-9.
4. Y. Sonalkar Manisha, Nitave Sachin. A. Kagalkar Amrita A. Uma revisão sobre a planta neem. Jornal Mundial de Farmácia e Ciências Farmacêuticas 2014; 3(4): 590-8.
5. Hashmat Imam, Hussain Azad e Ajij Ahmed. Neem (*Azadirachta indica* A. Juss) - a farmácia da natureza: uma visão geral. Revista internacional de investigação em ciências biológicas 2012, outubro; 1: 76-3.
6. Pankaj Sharma, Tomar Lokeshwar, Bachwani Mukesh, Bansal Vishnu. Relatório sobre o neem (Azadirachta indica): Thousand Problems One Solution (Mil problemas, uma solução). Revista Internacional de Investigação em Farmácia 2011; 2(12): 97-5.
7. Katsung, G. Bertram. Basic and Clinical Pharmacology. 10ª ed. Mc Graw Hill Lange Medical Publishers 2007; 475.
8. Gilhotra Neeraj, Dinesh Dhingra. Uma visão geral das ervas anti-ansiedade.

Natural Product Radiance 2008; 7(5): 476-7.

9. Ashwani Arya, Verma Preeti. Uma visão geral da patologia, classificação e evolução a longo prazo da depressão. Revista Internacional de Investigação em Farmácia 2012; 3(3): 90-6.

10. Marcus Marina, M. Taghi Yasami, Mark van Ommeren, Dan Chisholm, Shekhar Saxena. Depression; a global public health problem: Departamento de Saúde Mental e Abuso de Substâncias da OMS: pp. 6-3.

11. Potdar Vikram H, Swati J Kibile. Avaliação do efeito antidepressivo das folhas de Citrus maxima em modelos animais de depressão. Iran J Basic Med Sci. 2011 Set-Out; 14(5): 478-5.

12. Castanier Vincent, Paul Moser, Roger D Porsolt. Avaliação comportamental do efeito antidepressivo em roedores. Psychoneuroendocrinologie 2003; 28: 332-15.

13. Keshari Raut Bikram, Raut Susanta Kumar, Kar Durga Madhab. Espiritual

Problemas de saúde e possíveis soluções, com especial incidência na ansiedade. IRJP 2011; 2(9): 37-5.

14. Stahl Stephen M. Mechanism of action of selective serotonin reuptake inhibitors (Mecanismo de ação dos inibidores selectivos da recaptação da serotonina). Journal of Affective Disorders 1998; 51(3): 215-20.

15. J.P. Feighner . O mecanismo de ação dos antidepressivos. J Clin Psychiatry 1999; 60 (4): 4-7.

16. M. Kamalipour, Akhondzadeh SH, Rezazadeh Sh. Medicamentos à base de

plantas no tratamento da depressão e da ansiedade. Journal of Medicinal Plants 2008 ; 7 (4) : 1-6.

17. Hiremath Sharanabasayyaswamy B., Srinivas L. D. Investigação da atividade ansiolítica das folhas de Azadirachta indica em ratos albinos Wister. IJAPR 2011 Nov; 2(11): 563-5.

18. Thaxter K.A., L.E. Young, R.E. Young, O. Prashad, J. Addae. O extrato de folha de Neem reduz a ansiedade sem induzir efeitos motores negativos num modelo experimental. West Indian Med J 2010 ; 59(3) : 245-3.

19. P. Pathak G. Vineet Sharma, Gurdeep Singh, Amitoz Kour. Neem (Azadirachta indica): medicina tradicional para o tratamento caseiro de várias doenças em seres humanos e animais: uma visão geral. WJPPS 2013; 2(5): 3854-6.

20. BC Akin-Osanaiye, Nok AJ, Ibrahim S, Inuwa HM, Onyike E, Amlabu E, E. Haruna. Efeito antimalárico dos extractos de folha e casca de neem em Plasmodium berghei infetado na fisiopatologia e tratamento da malária. Revista Internacional de Investigação em Bioquímica e Biofísica 2013; 3(1): 7-7.

21. Naik Manas Ranjan, Aion Bhattacharya, Rasmirekha Behera, Divya Agrawall, Suhasini Dehuri, Sanjay Kumar. Estudo dos efeitos anti-inflamatórios do óleo de semente de neem (*Azadirachta indica*) em ratos albinos infectados. Jornal de Pesquisa e Revisões de Saúde 2014 setembro-dezembro; 1(3): 66-3.

22. Okpanyi S. N., G. C. Ezeukwu. Efeito anti-inflamatório e antipirético da

Azadirachta indica. Planta Med 2007; 41(1): 34-5.

23. Patil Prabhakar, Sudha Patil, Abhay Mane, Sushil Kumar Verma. Atividade antidiabética do extrato alcoólico da casca da raiz de neem (Azadirachta indica). Jornal Nacional de Fisiologia, Farmácia e Farmacologia 2013; 3(2): 142-4.

24. Dholi Shravan Kumar, Ramakrishna Raparla, Santhosh Kumar Mankala, Kannappan Nagappan. Avaliação antidiabética in vivo do extrato de folha de neem em ratos induzidos por aloxano. Jornal de Ciências Farmacêuticas Aplicadas 2011; 1(4): 1005.

25. Kumar P. Sudhir, Debasis Mishra, Gowtham Ghosh e Chandra S. Panda. Efeitos biológicos e propriedades medicinais de diferentes componentes *de Azadirachta indica* (Meliaceae): uma visão geral. Anais da Investigação Biológica 2010; 1(3): 2410.

26. Srivastava DK, Kshma Swarnkar. Atividade antifúngica do extrato de folhas de neem (*Azadirachta indica* Linn). Int. J. Curr. Microbiol. App. Sci. 2014; 3(5): 305-3.

27. Mahmoud D. A., N. M. Hassanein, K. A. Youssef, M. A. Abu Zeid. Atividade antifúngica de diferentes extratos de folhas de nim e nimonol contra alguns patógenos humanos importantes. Braz J Microbiol. 2011; 42(3): 1007-9.

28. Mohapatra Bharat Bhushan, Mangla Charan Das, Subas Chandra Dinda, R. E. V. Nagodji. Atividade anti-úlcera de extractos aquosos e etanólicos de folhas de neem (A. indica) em ratos albinos. Journal of Pharmacy Research

2012; 5(3): 1571-2.

29. Raut R. Ranjit, Ajit R. Sawant, Bhagyashree B. Jamge. Atividade antimicrobiana de Azadirachta indica (neem) contra microorganismos patogênicos. Jornal da Academia e Pesquisa Industrial (JAIR) 2014 dezembro; 3 (7): 327-2.

30. S. Maragathavalli, Brindha S., Kaviyarasi N. S., B. Annadurai B., Gangwar S. K. Atividade antimicrobiana no extrato de folhas de nim (Azadirachta indica Linn). IJSN 2012; 3(1): 110-3.

31. Upadhyay Shakti N., Suman Dhawan, Sanjay Garg, Γ. P. Talwar.

Efeitos imunomoduladores do óleo de neem (Azadirachta indica). International Journal of Immunopharmacology 1992 outubro ; 14(7) : 1187-6.

32. R R Chattopadhyay, Sarkar S K, Ganguly S, Banerjee RN, Basu T K, Mukherjee A. Hepatoprotective activity of Azadirachta indica leaves in paracetamol-induced liver injury in rats. Indian Journal of Experimental Biology 1992; 30(8): 7382.

33. Aremu, O., Femi-Oyewo, M. N., Popoola, K. O. K. Efeito repelente do creme de óleo de semente de nim (Azadirachta indica) contra os mosquitos Anopheles gambiae. Revista Internacional Multidisciplinar, Etiópia, abril de 2009; 3(3): 12-10.

34. Kumar Sanjay, Divya Agrawal, Jyotsna Patnaik, Shantilata Patnaik. Efeito analgésico do óleo de semente de neem (Azadirachta indica) em ratos

albinos. Jornal Internacional de Farmacologia e Ciências Biológicas 2012 abril-junho; 3(2): 222-3.

35. Bhattacharya Ayon, Divya Agrawal, Priti Das, Bandana Rath, Sanjay Kumar, Shantilata Patnaik. Efeito analgésico do extrato de folhas de Azadirachta indica (neem) em ratos albinos. Farmacologia Online 2014; 2: 69-5.

36. J. Wadher Kamlesh, Lakhotiya C. L., Umekar Milind J. Efeito de renovação da pele de diferentes extractos de folhas de Azadirachta indica. Jornal Internacional de Investigação em Tecnologia Farmacêutica 2009 Out-Dez ; 1(4) : 1350-3.

37. Chattopadhyay R R. Atividade hipolipidémica do extrato de folha de A. indica em ratos. Proc. Indian natn. Sci. Acad. 1995; 61(4): 281-3.

38. Chattopadhyay R.R. & M. Bandyopadhyay. Efeito do extrato de folha de Azadirachta indica nas alterações do perfil lipídico sérico em ratos diabéticos normais e induzidos por estreptozotocina. Jornal Africano de Investigação Biomédica 2005; 8(2): 101-3.

39. Hossain Md. Delovar, Md. Shahid Sarwar, Syed Masudur Rahman Dewan, Md. Shohel Hossain, AFM Shahid-Ud-Daula, Mohammad Safiqul Islam. Estudo sobre o teor de fenóis totais e a atividade antioxidante das *raízes de Azadirachta indica*. Avicenna J Phytomed. 2014 Mar-Abr; 4(2): 97-5.

40. Mukherjee Ashis K., Robin Doli, Debashree Saikia. Isolamento do inibidor da fosfolipase A2 (PLA2) das folhas de *Azadirachta indica (neem)* no veneno de cobra: mecanismo de *inibição da PLA2 pelo* AIPLAI *in vitro* Status 2008

Jun 15; 51(8): 1548-5.

41. Purohit S. K., R. Solanki, R. Soni, V. Mathur. Avaliação da atividade de cicatrização de feridas de um extrato etanólico de folhas de Azadirachta indica em ratos albinos. Asian J. Pharm. Tech. 2013 ; 3(2) : 73-2.

42. Barua KK, A Talukdar, A G Barua, A Chakraborty, R K Sarma, R S Bora. Avaliação da atividade de cicatrização de feridas do extrato metanólico *de Azadirachta indica* (neem) e Tinospora cordifolia (guduchi) em ratos. Pharmacologyonline 2010 ; 1 : 70-7.

43. Noor Azhari H., Jessinta D/O Sandanasamy, Abdurahman H. Noor. Atividade larvicida de extractos de diferentes partes de neem (*Azadirachta indica*) contra larvas do mosquito *Aedes Aegypti*. Investigação e Artigos 2012 Ago 9; 7(31): 2810-5.

44. H. Vatandoost & Vaziri VM. Atividade larvicida do extrato de árvore de neem (neemarina) contra larvas de mosquitos na República Islâmica do Irão. East Mediterr Health J. 2004 Jul-Sep ; 10(4-5) : 573-8.

45. Raghavendra M, Rituparna Maiti, Shafalika Kumar, SB Acharya. O papel do extrato aquoso de folhas de *Azadirachta indica* num modelo experimental de rato da doença de Alzheimer. Revista Internacional de Investigação Médica Aplicada 2013; 3(1): 37-10.

46. Kumar Gaurav e D. V. Rai. Effect of valproic acid and Azadirachta indica on behavioural changes and antioxidant stress in pentylenetetrazole-induced Kindling in rats. Annals of General Psychiatry 2008; **7**(1), S257: 1-1.

47. Satti Abdelrahim et al, Efeitos insecticidas dos óleos de neem (Azadirachta

indica A. Juss) obtidos a partir de bagas de neem e armazenados durante diferentes períodos. The Experiment Jan. 2013; 6(2): 330-7.

48. Pathak Chandra Shekhar, Sri Krishna Tiwari. Efeito inseticida do extrato de acetona de sementes de nim (*Azadirachta indica* A. Juss) contra as fases do ciclo de vida da traça do arroz, *Corcyra cephalonica* Staint. (Lepidoptera: Pyralidae). Revista Mundial de Ciências Agrícolas 2012; 8(5): 529-7.

49. Khan S., A. N. Menon, A. B. Ghangro, L. Ahmed. Análise in vitro da atividade antialérgica do neem (Azadirachta indica) para redução dos alergénios do trigo. Sindh Univ. Res. Jour. (Sci. Ser.) 2015; 47(3): 485-3.

50. Hiremath S. B., Srinivas L. D. Um estudo da atividade ansiolítica das folhas de Azadirachta indica em ratos albinos de Wister. IJAPR 2011 Nov; 2(11): 563-5.

51. Thaxter K.A., L.E. Young, R.E. Young, O. Prashad, J. Addae. O extrato de folha de Neem reduz a ansiedade sem induzir efeitos motores negativos num modelo experimental. West Indian Med J 2010 ; 59(3) : 245-3.

52. OECD (423) Guidelines for Testing of Chemicals: Acute Oral Toxicity - Acute Toxicity Class Method 2001 Dec 1; 1-13. (www.oecd.org).

53. Maheshwari Kamal Kishore. Métodos de análise de drogas: métodos farmacológicos. 1ª ed. Vallabh Prakashan; 2015. pp. 28-60.

54. Kulkarni S. K. Handbook of experimental pharmacology (Manual de farmacologia experimental). 3ª edição. Vallabh Prakashan; 2005. p. 117-19.

55. Ogbuewu I. P., V. U. Odoemenam, H. O. Obikaon, M. N. Opara, O. O. Emenalom, M. K. Uchegbu, et al. Growing importance of neem (Azadirachta

indica A. Juss) in agriculture, industry, medicine and ecology: an overview. Research Journal of Medicinal Plants 2011; 5(3): 230-15.

56. S Karki M M. Innovations in neem-based natural products: patent analysis (Inovações em produtos naturais à base de nim: análise de patentes). Journal of Intellectual Property Rights 2001 janeiro; 6: 27-10.

57. Neem Foundation - Neem patent; p. 1-3. www.neemfoundation.org.

58. Comité de peritos em neem do Conselho Nacional de Investigação (EUA). Neem: a tree to solve the world's problems (Neem: uma árvore para resolver os problemas do mundo). Washington (DC): National Academies Press (US) 1992; p. 1-4. www.ncbi.nlm.nih.gov.

59. Boeke Sara J., Marelle G Boersma, Gerrit M. Alink, Joop J. A. van Loop, Arnold van Huis, Marcel Dicke et al. Avaliação da segurança dos pesticidas derivados do neem (Azadirachta indica). Revue d'ethnopharmacologie 2004; 94: 25-16.

APÊNDICE 1

Department of Plant Science
M.J.P. ROHILKHAND UNIVERSITY, BAREILLY

RU/PS/2016/528 Date:- 07.02.16

Dr.S.B.Tiwari
Associate Professor
Department of Pharmacy
MJP Rohilkhand University, Bareilly.

Subject:- Request for Identification & Authentication of plant.

Sir,

This is to certified that the plant submitted by **Mohd. Asif Khan** to me is *Azadirachta indica*, family *Meliaceae*.

Prof. A.K. Jaitly
Head

MIX

Printed by Books on Demand GmbH, Norderstedt / Germany

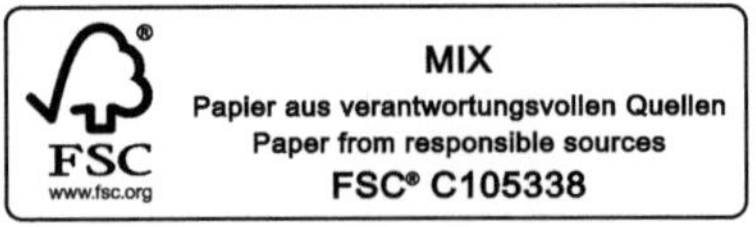

Printed by Books on Demand GmbH, Norderstedt / Germany